BEI GRIN MACHT SICH IHR
WISSEN BEZAHLT

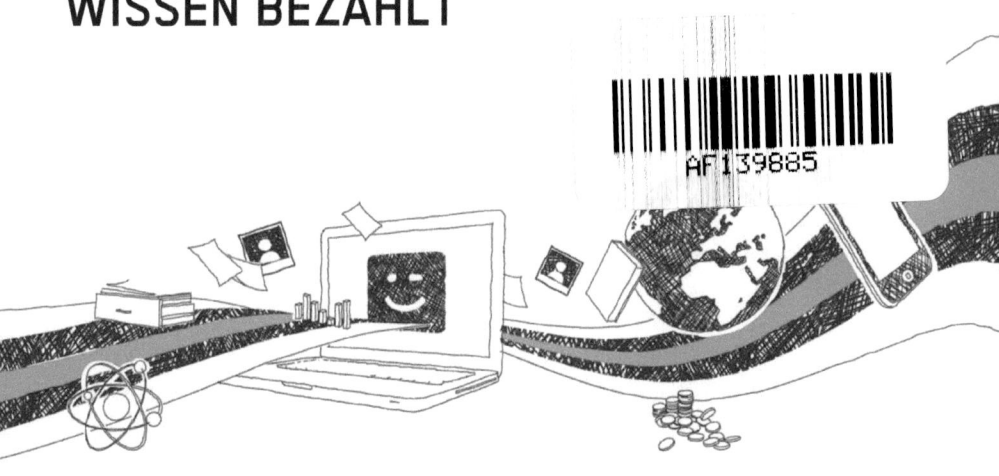

- Wir veröffentlichen Ihre Hausarbeit,
  Bachelor- und Masterarbeit

- Ihr eigenes eBook und Buch -
  weltweit in allen wichtigen Shops

- Verdienen Sie an jedem Verkauf

Jetzt bei www.GRIN.com hochladen
und kostenlos publizieren

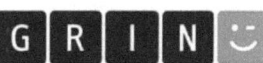

Bibliografische Information der Deutschen Nationalbibliothek:

Die Deutsche Bibliothek verzeichnet diese Publikation in der Deutschen National-
bibliografie; detaillierte bibliografische Daten sind im Internet über http://dnb.d-
nb.de/ abrufbar.

Impressum:

Copyright © 2016 GRIN Verlag
Druck und Bindung: Books on Demand GmbH, Norderstedt Germany
ISBN: 9783668492561

Dieses Buch bei GRIN:

https://www.grin.com/document/371376

Michel Challel

Elektronisches Gesundheitswesen. Analyse und Bewertung der Einsatzmöglichkeiten von eHealth

GRIN Verlag

GRIN - Your knowledge has value

Der GRIN Verlag publiziert seit 1998 wissenschaftliche Arbeiten von Studenten, Hochschullehrern und anderen Akademikern als eBook und gedrucktes Buch. Die Verlagswebsite www.grin.com ist die ideale Plattform zur Veröffentlichung von Hausarbeiten, Abschlussarbeiten, wissenschaftlichen Aufsätzen, Dissertationen und Fachbüchern.

Besuchen Sie uns im Internet:

http://www.grin.com/

http://www.facebook.com/grincom

http://www.twitter.com/grin_com

Hochschule für Oekonomie & Management Frankfurt am Main

Berufsbegleitender Studiengang: IT-Management

Seminararbeit
über das Thema:

Elektronisches Gesundheitswesen – Analyse und Bewertung der Einsatzmöglichkeiten von eHealth

Autor: Michel Challel

Frankfurt am Main, den 09.08.2016

Inhaltsverzeichnis

Abkürzungsverzeichnis III

Abbildungsverzeichnis IV

Tabellenverzeichnis V

1   Einleitung 1

    1.1   Problemstellung 1

    1.2   Ziel und Gang der Untersuchung 1

2   Übersicht eHealth 2

    2.1   Begriffsdefinition 2

    2.2   eHealth-Bereiche 3

        2.2.1   eHealth in der Medizin 4

        2.2.2   eHealth im Sportbereich 5

        2.2.3   eHealth zu Hause 7

    2.3   Chancen und Risiken von eHealth 9

3   Kritischer Vergleich von eHealth-Fitness-Apps 11

    3.1   Wahl der geeigneten Bewertungsmethode 11

    3.2   Kurze Vorstellung der ausgewählten Fitness-Apps 12

    3.3   Aufbereitung der Daten als Vorbereitung der Bewertung 15

    3.4   Bewertungsdurchführung und Analyse der Ergebnisse 17

4   Schlussbetrachtung 20

Literaturverzeichnis 21

Abkürzungsverzeichnis

AAL .... Ambient Assisted Living / Active and Assisted Living

eHealth .... Electronic Health

eVisite .... Elektronische Visite

HIIT .... High Intensity Interval Training

iOS .... iPhone Operating System

mHealth .... Mobile Health

RFID .... Radio Frequency Identification

Abbildungsverzeichnis

Abb. 1: Die drei Ebenen des eHealth-Marktes...3

Abb. 2: Nutzeranteile von Gesundheits- und Fitness-Apps nach Kategorie in Deutschland 2013.. 6

Abb. 3: Anforderungen und Bedürfnisse an Lebensqualität und Selbständigkeit im Alter 7

Abb. 4: Gekürzte Version der Prozessdarstellung einer Nutzwertanalyse 11

Abb. 5: Graphische Darstellung der Gesamtnutzwerte......................................18

Tabellenverzeichnis

Tabelle 1: Auswahl geeigneter Fitness-Apps für die kritische Bewertung 13

Tabelle 2: Paarweiser Vergleich vorausgewählter Bewertungskriterien 15

Tabelle 3: Ermittlung der Zielerfüllungsfaktoren 16

Tabelle 4: Errechnung der Gesamtnutzwerte und Rangfolgenbestimmung 17

1 Einleitung

1.1 Problemstellung

In den westlichen Ländern ist der demographische Wandel in vollem Gange und wird in manchen Ländern gar als Problem definiert. Die Generationen werden stetig älter, was dazu führt, dass in den älteren Lebensjahren die Gesundheitsversorgung wichtiger denn je wird. Die heute lebende Generation ist ggü. Gesundheitsthemen weitaus aufgeschlossener, als es in der Vergangenheit der Fall war. Einhergehend mit den älter werdenden Generationen, wird es zunehmend komplexer, die Versorgung im Alter aufrecht zu erhalten. Sowohl der soziale als auch der finanzielle Aspekt müssen hierbei berücksichtigt werden[1]. Diese und weitere Aspekte stellen unsere Gesellschaft vor eine große Herausforderung. Diese Thematik kann in der heutigen, sehr schnell fortschreitenden und digitalen Welt eine Chance für die Gesundheit darstellen. Aus dieser und weiterer Problematiken lässt sich deutlich eine Schnittstelle zum elektronischen Gesundheitswesen herleiten. Diese Arbeit setzt sich explizit mit diesen und weiteren Schnittstellen auseinander.

1.2 Ziel und Gang der Untersuchung

In der vorliegenden Arbeit werden zunächst mögliche Einsatzbereiche im eHealth-Bereich dargestellt. Die Erläuterungen in Kapitel 2 zeigen den aktuellen Forschungs- und Wissensstand auf. Anfangs wird der Begriff eHealth definiert und zeigt im Anschluss die Einsatzbereiche auf, die als Schnittstelle im elektronischen Gesundheitswesen fungieren. Die Beschreibung der Inhalte bezieht sich auf die Medizin-, Sport und Heimsektoren. Abschließend werden etwaige Vor- und Nachteile im letzten Abschnitt des zweiten Kapitels erläutert. Einen weiteren signifikanter Inhaltspunkt charakterisiert das Kapitel 3, dessen Ziel darin liegt, vorausgewählte Fitness-Apps im Sportbereich anhand einer Bewertung auf ihre Zweckmäßigkeit zu prüfen. Hierbei werden verschiedene Merkmale und Funktionen gleichartiger Apps verglichen. Im letzten Teil der Arbeit wird das Fazit gezogen, und ein Ausblick des Themas eHealth für die Zukunft gegeben.

---

[1] Vgl. Bundesministerium für Bildung und Forschung (2016)

2 Übersicht eHealth

Dieses Kapitel geht sowohl explizit auf die Begriffsbestimmungen ein als auch auf die einzelnen eHealth-Bereiche Medizin, Sport und Heim. Daraus resultierend, werden abschließend die Vor- und Nachteile erläutert.

2.1 Begriffsdefinition

Der Begriff des eHealth kann nicht eindeutig definiert werden. Vielmehr sind es Eigenschaften, die gemeinsame in der Literatur verwendeten Merkmale aufweisen. Mit eHealth wird die Abkürzung von Electronic Health definiert. Im deutschen Sprachraum steht der Begriff für das elektronische Gesundheitswesen. eHealth beinhaltet die Verwendung elektronischer Systeme in Verbindung mit medizinischen Aspekten. Elektronische Systeme sind dafür verantwortlich, die gemessenen und gesammelten Daten zu verarbeiten und miteinander zu vernetzen[2]. Zu den Trägern der Informationen zählen u.a. Patienten, Ärzte, Krankenhäuser und Versicherungen[3]. In der vorliegenden Arbeit erstrecken sich die Bereiche auf Medizin, Sport und Heim.

Ferner kann bei eHealth zwischen folgenden drei Ebenen unterschieden werden[4].

- Konsumenten-Ebene,
- Professionelle Ebene und
- Makro-Ebene.

Die Konsumenten-Ebene spiegelt sämtliche Angebote des zweiten Gesundheitsmarktes wider. Hierzu gehören u.a. Gesundheits-Apps und -portale inkl. zugehöriger Social-Media-Aktivitäten. Die professionelle Ebene deckt traditionelle Gesundheitsangebote ab, wie z.B. die eVisite (elektronische Visite) oder die vernetzte Blutzuckermessung. Letztlich ist die Makro-Ebene für die Vernetzung der einzelnen Gesundheitsangebote verantwortlich. Der Fokus liegt auf der Verknüpfung der Schnittstellen Ärzte, Krankenhäuser, Versicherungen und Patienten[5]. Die Herausforderung der Makro-Ebene liegt in der noch

---

[2] Vgl. Gaddi, Capello, Manca (2014), S. 16.
[3] Vgl. Maasen (2011), S. 191.
[4] Vgl. Andelfinger, Hänisch (2016), S. 161-162.
[5] Vgl. ebd., S. 161-162.

in Deutschland fehlenden einheitlichen Infrastruktur. Die Adaption mit den zugehörigen Kosten ist hierbei ein wesentlicher Faktor, den es nicht zu unterschätzen gilt[6]. Die folgende Abbildung zeigt den Komplexitätsgrad, verglichen mit dem Integritätsniveau auf, und spiegelt das geschriebene Wort dieses Kapitels als graphische Übersicht wider.

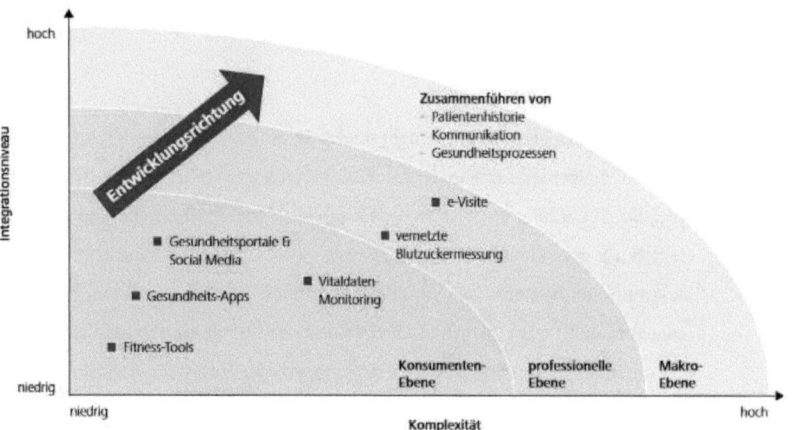

Quelle: Entnommen aus Gentner/Elbel (2014), S. 5.

Abb. 1: Die drei Ebenen des eHealth-Marktes

2.2 eHealth-Bereiche

Gegenstand dieses Kapitels sind die Erläuterungen der Bereiche Medizin, Sport und Home im eHealth-Bereich. Anschließend folgt die kritische Erläuterung der Chancen und Risiken.

---

[6] Vgl. Beger, Wilks (2014), S. 85.

2.2.1 eHealth in der Medizin

Die Abdeckung der Themengebiete im medizinischen Bereich von eHealth wird auch als Telemedizin definiert. Der Begriff muss fachlich abgegrenzt werden, da es sich bei Telemedizin um einen Teilbereich von eHealth handelt[7]. Der Umfang der Telemedizin erstreckt sich sowohl auf die professionelle Ebene als auch auf die Makro-Ebene. Aktivitäten, wie u.a. Blutdruckvermessung, eVisite bzw. Teletherapie und vernetzte Administration von Patientendaten, bilden dieses Spektrum ab. Weiterhin wird das Themengebiet durch das Monitoring bzw. die Betreuung von Patienten aus der Ferne charakterisiert. Innerhalb der Telemedizin können weitere Begriffsabgrenzungen vorgenommen werden. Anwendungsbereiche, wie Diagnostik, Therapie und Monitoring können der Telemedizin zugesprochen werden[8].

Die Telediagnostik wird durch die Anfertigung von Diagnosen aus der Ferne gekennzeichnet. Die Beurteilung erfolgt anhand von Daten auf Basis von Bild- und Textmaterial, welches zuvor eingescannt und digitalisiert wurde. Die Daten werden zwischen Arzt und Patient oder auch zwischen mehreren Ärzten untereinander elektronisch übertragen[9].

Der Begriff der Teletherapie wird durch den proaktiven Eingriff eines Arztes ggü. eines Patienten aus der Distanz charakterisiert. Einen tiefergehenden Aspekt spiegelt die Telechirurgie wider, welche hier klar abgegrenzt werden muss. Die Telechirurgie befasst sich mit der Behandlung von chirurgischen Angelegenheiten, wie bspw. einem operationellen Eingriff am Patienten. Die Operation erfolgt durch einen physisch beim Patienten vorhandenen Roboter, der ortsunabhängig vom behandelnden Arzt gesteuert wird[10].

Telemonitoring findet sowohl in der Medizin als auch im Gebiet von AAL (Ambient Assisted Living bzw. Active Assisted Living) Anwendung[11]. Hierbei wird die Begrifflichkeit aus der Vernetzung der Überwachung von Patienten aus der Ferne definiert. Zu den Überwachungsgegenständen gehören bspw. die Lunge des Menschen und die Gewichtsentwicklung. Während und nach der Messung haben teilnehmende Ärzte die Möglichkeit,

---

[7] Vgl. Eppinger, Halecker, Hölzle, Kamprath (2015), S. 499.
[8] Vgl. Häcker, Reichwein, Turad (2008), S. 8.
[9] Vgl. Wasem, Staudt, Matusiewicz (2013), S. 507.
[10] Vgl. Wendelstein (2012), S. 10.
[11] Vgl. Wessig in Picot/Braun (2011), S. 69.

neue Erkenntnisse über die erhobenen Daten zu gewinnen, um Erkrankungen vorzeitig erkennen zu können[12].

2.2.2 eHealth im Sportbereich

Dieses Kapitel beleuchtet kurz die Themengebiete von eHealth im Sportbereich. Der Begriff eHealth wird, neben dem medizinischen Sektor, insbesondere durch die sportliche Domäne geprägt. Die sportlichen Gebiete lassen sich entweder durch Freizeitsport oder durch professionellen Wettkampfsport charakterisieren. Der bedeutsame Unterschied liegt in der Eigenschaft, dass der Freizeitsport positive Aspekte zur Gesundheit beiträgt, wobei der Bereich des Wettkampfsports nicht gänzlich als gesundheitsfördernd gekennzeichnet ist[13]. Fitness-Apps werden mit mHealth (mobile Health) in Verbindung gebracht. mHealth wird als Anwendung gesundheitsbezogener Dienste auf mobilen Endgeräten, wie z.B. Smartphones und Tablets, definiert[14]. Neuerdings können die Daten auch mit sogenannten Wearables, wie bspw. einem Fitnessarmband oder einer Smartwatch, erfasst und analysiert werden, sodass ein Smartphone an dieser Stelle überflüssig wird[15]. Die Fitness-App Runtastic charakterisiert sich durch das Bereitstellen von „Produkten und Dienstleistungen rund um die Erfassung und Verwaltung von Sportdaten …, um Menschen zur Sportausübung zu bewegen und mit Gleichgesinnten zu vernetzen[16]." Der überwiegende Anteil der Fitness-Apps beinhaltet Funktionen zur Messung und Auswertung von Daten in Bezug auf Körpergewichtsreduktion und zugehöriger Beschreibungen zu Übungsausführungen[17]. Beispiele für weitere Funktionen, sind das Erfassen bzw. Messen und Nachverfolgen von Leistungssteigerungen, wie etwa bei einer App für das Fitnessstudio. Häufig ist auch eine direkte Erfassung der eingenommenen und verbrannten Kalorien möglich, um persönliche sportliche Ziele erreichen zu können[18].

Die folgende Statistik zeigt die Verteilung von Gesundheits- und Fitness-Apps in Deutschland aus dem Jahr 2013.

---

[12] Vgl. Goetz in Picot/Braun (2011), S. 39.
[13] Vgl. Czech, Steinmetz in Krüger, Dreyer (2004), S. 379.
[14] Vgl. World Health Organization (2011), S. 6.
[15] Vgl. Rieger, Hildenbrand, Nesseler, Letzel, Nowak (2016), S. 154.
[16] Runtastic GmbH 2016
[17] Vgl. Malvey, Slovensky (2014), S. 67.
[18] Vgl. ebd., S. 77.

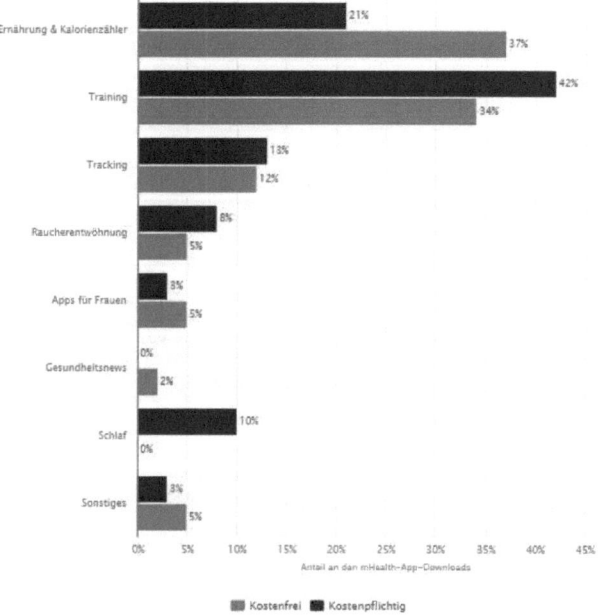

Abb. 2: Nutzeranteile von Gesundheits- und Fitness-Apps nach Kategorie in Deutschland 2013

Gesundheits- und Fitness-Apps stoßen in Deutschland insbesondere in den Sektoren Training und Ernährung auf große Resonanz, dicht gefolgt von Tracking-Apps. Stark zu erkennen ist die Aufgeschlossenheit der Nutzer ggü. Kosten bei den jeweiligen Apps. Ersichtlich ist im Gegensatz dazu die fehlende Bereitschaft, Geld für Neuigkeiten und Nachrichten im Gesundheitsbereich auszugeben. Bei der Analyse von Schlafdaten gehen zehn Prozent der Nutzer von einem erfolgsversprechenden Ergebnis aus, obwohl dies Kosten verursacht.

Im leistungsbezogenen Sport greift man zugleich auf eHealth-Funktionen zurück. Exemplarisch ist z.B. RFID (Radio Frequency Identification) zu betrachten. Mittels RFID können Leistungsdaten von Sportlern auf eine Millisekunde exakt erfasst werden. Insbesondere bei Massensportveranstaltungen, wie bspw. Marathonläufen, kommt diese Methode zur Anwendung, da die Daten von einer Großzahl von Läufern parallel gemessen und bewertet werden müssen[19]. Eine detaillierte kritische Betrachtung hinsichtlich Fitness-Apps wird im dritten Kapitel dieser Arbeit erläutert.

---

[19] Vgl. Jones, Chung (2008), S. 291.

2.2.3 eHealth zu Hause

In der Literatur existieren vielfältige Bereiche, die in Verbindung mit AAL stehen. Dieses Kapitel grenzt das Themengebiet auf die Bereiche Gesundheit, Pflege und Smart-Home ein.

Die Herausforderungen im späteren Lebensalter werden zunehmend größer. Dies führt zu einer steigenden Komplexität in der Alltagsgestaltung. Einen Lösungsansatz bietet AAL. Die Zielsetzung von AAL wird durch erhöhtes Wohlbefinden und besserer Ergonomie im Alter charakterisiert[20]. Der anfängliche Zweck lag darin, ältere und hilfsbedürftige Menschen in der Alltagsgestaltung, auf Basis IT-gestützter Systeme, zu assistieren. Der Begriff AAL hat sich jedoch insoweit entwickelt, dass Menschen in beliebigem Lebensalter auf etwaige Assistenzsysteme zurückgreifen können[21].

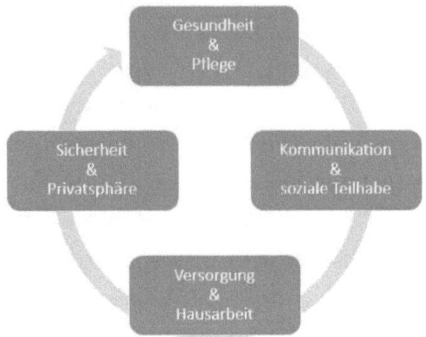

Quelle: Entnommen aus Wessig in Picot/Braun (2011), S. 69.

Abb. 3: Anforderungen und Bedürfnisse an Lebensqualität und Selbständigkeit im Alter

---

[20] Vgl. Schön, Schneider, Wieden-Bischof, Willner (2016), S. 7.
[21] Vgl. Wernicke (2015), S. 9.

Dem Bereich der Gesundheit und Pflege sind die nachfolgenden Eigenschaften zuzuord-
nen. Die Hürden für ältere Menschen im Alltag sind oft größer, als zunächst angenom-
men. Das derzeitige Umsorgen altersschwacher Menschen, findet zum Großteil durch die
Familienmitglieder statt. Ziel des AAL ist, neben den Pflegebedürftigen, auch die Pfle-
genden zu unterstützen[22]. Es wird davon ausgegangen, dass der in den Jahren 1970 bis
1975 etablierte Hausnotruf der Vorreiter des heutigen AAL ist. Die Nutzung wurde da-
mals bereits auf ca. 400.000 Kunden deutschlandweit geschätzt. AAL ist eine Weiterent-
wicklung und charakterisiert sich insbesondere durch die Vernetzung der einzelnen Assistenzsysteme[23]. Hervorzuheben ist, dass sich Smart-Home und der Bereich der Gesundheit und Pflege nicht gegenseitig ausschließen, sondern vielmehr Synergien entstehen
lassen[24].

Der Begriff Smart Home kennzeichnet die Automatisierung und IT-Unterstützung sämt-
licher Haus- und Gebäudefunktionen[25]. Die Funktionen können in vier weitere Teilberei-
che unterteilt werden[26].

- Komfort,
- Sicherheit,
- Energiemanagement und
- Multimedia.

Eine Vielzahl von Funktionen findet sich in mehreren zuvor genannten Bereichen wieder.
In den Komfortbereich gehören Funktionen, wie z.B. die zeitgesteuerte Regelung der
Lichtstärke im Innen- und Außenbereich des Hauses, und die automatisierte Steuerung
der Heizungsanlage. In den Sicherheitsbereich fallen Funktionen, wie die Rauch-, Brand-
und Einbruchsmeldung. Die Möglichkeiten zur Überwachung beinhalten Meldungen per
SMS oder Anruf direkt auf das hinterlegte Mobiltelefon. Der Energiemanagementbereich
fasst Funktionen zur Reduzierung von Kosten im gesamten Gebäudeteil zusammen[27].

---

[22] Vgl. Weiß (2016), S. 12-13.
[23] Vgl. Honekamp, Preißler (2016), S. 16-17.
[24] Vgl. ebd., S. 51.
[25] Vgl. Wernicke (2016), S. 15.
[26] Vgl. Aschendorf (2014), S. 25-30.
[27] Vgl. ebd., S. 25-29.

Dies ist auch unter dem Begriff Smart Metering bekannt[28]. Die Leistung wird gegenwärtig bereits großflächig angeboten, und kann für den Großteil der Nutzer mit Internetanschluss in Anspruch genommen werden[29]. Multimediale Funktionen werden u.a. durch Audio- und Videoabspielmechanismen in der Wohnung bzw. im Haus gekennzeichnet[30].

2.3 Chancen und Risiken von eHealth

Der Schwerpunkt dieses Abschnitts liegt in der Erläuterung der Vor- und Nachteile der in Kapitel 2.2.1 bis 2.2.3 dargestellten eHealth-Gebiete.

Einleitend zu den Chancen von eHealth, muss festgehalten werden, dass die Generationen in Europa steigend älter werden und sich daraus neue Herausforderungen im Gesundheits- und Sozialsektor ergeben[31]. Hervorzuheben ist die steigende Versorgungsmöglichkeit von Patienten in ländlichen Provinzen. In diesem Fall können Fahrtwege zu Patienten, bspw. in Bezug auf Hausbesuche oder Therapien, gebündelt und somit reduziert werden, was sich als Merkmal zur Kosteneinsparung charakterisiert[32]. Auch in Notfallsituationen soll eHealth zukünftig Leben retten. Derzeit wird in Westfalen eine Studie namens GeroMon durchgeführt, die sturzgefährdeten Menschen das Leben retten könnte. Diese beinhaltet eine Armbanduhr, die die Höhe und die vertikale Geschwindigkeit des Armes per Sensoren messen soll. Bei Werten außerhalb des Grenzbereichs wird automatisch der Notruf gewählt. Im Besonderen ist die Lokalisierung des Patienten hervorzuheben, welche ebenfalls direkt an die Notrufzentrale gesendet werden soll[33].

Aus telemedizinischer Sicht ist der aktuelle Wissensstand der Forschung noch sehr gering, da es kaum Langzeitstudien hinsichtlich der tatsächlichen Nutzbarkeit und derer Auswirkungen auf die Gesundheit gibt[34]. Um eine bessere Kommunikationsgrundlage zwischen Ärzten, Patienten und Krankenhäusern zu etablieren, müssen zunächst die Pro-

---

[28] Vgl. Heinle (2016), S. 51.
[29] Vgl. Mainova AG (2015)
[30] Vgl. Aschendorf (2014), S. 30.
[31] Vgl. World Health Organization (2013)
[32] Vgl. Kunze, Mutze (2012), S. 4.
[33] Vgl. e-Health.com (2014)
[34] Vgl. Krüger-Brand in Deutsches Ärzteblatt (2012)

zesse strukturiert und die entsprechenden Verantwortlichkeiten geklärt werden. Die besondere Herausforderung liegt darin, die erforderliche Transparenz der Daten auf eine einheitliche und verständliche Ebene für alle Beteiligten zu bringen[35]. Ein weiterer sehr kritisch zu betrachtender Faktor im elektronischen Gesundheitswesen ist der Datenschutz. Um die Akzeptanz der Nutzer zu gewährleisten, ist es wichtig, ihnen zu vermitteln, wo ihre Daten erfasst, analysiert und gespeichert werden. Besonders der Aspekt der Vernetzung mehrerer Systeme, kann sich signifikant auf die Akzeptanz auswirken. Dem Nutzer sollte grundsätzlich die Entscheidung überlassen werden, wem er seine Daten in welcher Form zur Verfügung stellt[36].

---

[35] Vgl. Kunze, Mutze (2012), S. 5-6.
[36] Vgl. Meyer, S. (2015), S. 159-160.

3 Kritischer Vergleich von eHealth-Fitness-Apps

In Kapitel 2.2.2 wurde bereits umfassend auf die Merkmale und Vielfalt von Gesundheits-Apps im Sportbereich eingegangen. Dieses Kapitel soll nun eruieren, für welche Fitness-App sich der Nutzer entscheiden sollte, bzw. welche Fitness-App den größten Nutzen darstellt. Das Ergebnis wird am Ende des Kapitels dargestellt und erläutert.

3.1 Wahl der geeigneten Bewertungsmethode

Ziel des Bewertungsverfahrens ist es, die Fitness-App mit dem vergleichsweise größten Nutzen ausfindig zu machen. Die Bewertung wird auf Basis von Daten eines einzelnen Zeitpunkts, in diesem Fall der 01.08.2016, durchgeführt. Aus diesem Grund charakterisiert sich die Bewertungsmethode auf eine zeitlich punktuell durchführende Analyse, die als Punktbewertung definiert wird[37]. Da mehrere Kriterien untersucht werden, bedarf es einer multidimensionalen Methode[38].

Die Entscheidung fällt auf die Nutzwertanalyse. Die Nutzwertanalyse gestaltet sich durch die Möglichkeit zur Bewertung qualitativer und nominalskalierter Kriterien[39]. Die Methode wird durch Gegenüberstellung und anschließender Bewertung verschiedener Alternativen charakterisiert. Zudem ist es möglich, mehrere Ziele gleichzeitig zu definieren[40]. Sämtliche beschriebene und analysierte Daten der ausgewählten Apps beziehen sich auf den Stand vom 01.08.2016.

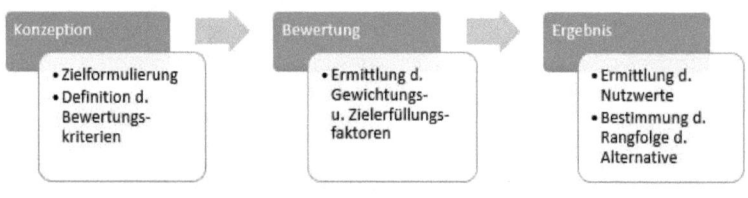

Quelle: Herbig (2015), S. 7.

Abb. 4: Gekürzte Version der Prozessdarstellung einer Nutzwertanalyse

---

[37] Vgl. Zangemeister (2014), S. 46.
[38] Vgl. ebd., S. 55.
[39] Vgl. Klein, Schnell (2012), S. 29.
[40] Vgl. Herbig, (2015), S. 5.

Abbildung 4 zeigt die grundlegenden Phasen einer Nutzwertanalyse in gekürzter Form, zwecks Übersichtlichkeit. Die Konzeptionsphase soll die Ziele detailliert beschreiben und einzelne Bewertungskriterien definieren[41]. Darauf wird in Kapitel 3.2 eingegangen. In der Bewertungsphase werden Gewichtungs- und Zielerfüllungsfaktoren ermittelt[42]. Die Erläuterung findet in Kapitel 3.3 statt. Schlussendlich werden die ermittelten Nutzwerte und Alternativen in der Ergebnisphase bewertet[43]. Dazu wird in Kapitel 3.4 Stellung genommen.

3.2 Kurze Vorstellung der ausgewählten Fitness-Apps

Bereits im Vorfeld werden fünf Bedingungen für die Bewertung festgelegt, die einerseits die Eingrenzung der zu vergleichenden Apps erleichtern, und andererseits gleichzeitig der Zielformulierung dienen soll.

- Es dürfen lediglich Ganzkörper-Fitness-Apps ausgewählt werden,
- es werden lediglich Apps im Apple App-Store (iOS) bewertet,
- Apps müssen eine Gesamtbewertung von min. 4.5 Sternen haben,
- Apps können kostenlos, aber müssen gebührenpflichtig sein, um Mindestqualitätsanforderungen zu erfüllen.
- Es werden insgesamt vier Apps bewertet.

Die nachfolgende Tabelle zeigt die Apps auf, die kurz erläutert und anschließend bewertet werden.

---

[41] Vgl. Herbig (2015), S. 5.
[42] Vgl. ebd., S. 6.
[43] Vgl. ebd., S. 7.

Tabelle 1: Auswahl geeigneter Fitness-Apps für die kritische Bewertung

Nr.	Ganzkörper-Training-App	Rang im App-Store (Umsatzstärkste)	Bewertungen (Durchschnitt)
1	Freeletics Bodyweight - Workouts & Training	1	4315 (ø 4.0)
2	Runtastic Results - Bodyweight Training & Kraftsport zuhause	3	689 (ø 4.0)
3	7 Min Workout - 7-Minuten-Trainingseinheit	7	1763 (ø 4.5)
4	Bodyweight Training von Mark Lauren	30	225 (ø 5.0)

Quelle: Eigene Darstellung, Stand: 01.08.2016

Die ausgewählten Apps genießen einen sehr hohen Bekanntheitsgrad, da sie derzeit deutschlandweit zu den besten 30 Apps der Kategorie Gesundheit und Fitness gehören.

Die App Freeletics Bodyweight – Workouts & Training kennzeichnet sich durch die nachfolgend genannten Eigenschaften. Zunächst ist sie kostenlos im App-Store verfügbar. Sie bietet elf verschiedenartige Trainings mit zwölf integrierten Übungen im Stil von HIIT (High Intensity Interval Training). HIIT beinhaltet mehrere Phasen, in denen der Athlet unterschiedlich starke Intensitäten der Übungen durchläuft[44]. In dieser App wurde weitestgehend eine Anzahl von fünf Phasen festgesetzt. Der Nutzer hat die Möglichkeit, einen virtuellen Coach per In-App-Kauf zu mieten. Insgesamt stehen dem Nutzer anschließend 30 Trainings und 39 Übungen zur Verfügung. Der Preis liegt je nach Abonnement zwischen 34,99 € und 79,99 €. Eine Registrierung ist vor der Nutzung erforderlich.

In der App Runtastic Results – Bodyweight Training & Kraftsport zuhause werden sechs Trainings mit 40 Übungen nach kostenloser Registrierung angeboten. Auch hier liegt der Schwerpunkt auf HIIT-Training, und man ist auf eine nur sehr geringe Anzahl von Geräten angewiesen[45]. Der Großteil der Übungen wird mit dem eigenen Körpergewicht durchgeführt. Ferner werden in dieser App auch Beweglichkeits- und Dehnübungen angeboten. Die kostenpflichtige Version ist in den Abonnements zu Preisen von 9,99 € bis 59,99 € zu erwerben. Zur Nutzung muss eine Registrierung durchgeführt werden.

---

[44] Vgl. Usman (2015), S. 11.
[45] Vgl. App Runtastic Results – Bodyweight Training & Kraftsport zuhause (2016)

Der Hersteller der App 7 Min Workout – 7-Minuten-Trainingseinheit verlangt zunächst einen Kaufpreis von 2,99 €. Diese App charakterisiert sich ebenfalls durch die Anwendung von hochintensiver Trainingsmethoden. Es sind grundlegend zwölf Übungen vorhanden[46]. Vier Bonus-Pakete mit weiteren Übungen können einerseits entweder per In-App-Kauf erworben, oder andererseits durch die Erreichung etwaiger Trainingsziele freigeschaltet werden. Ein Beispiel ist die Nutzung der App für zwei Wochen am Stück. Die Bonus-Pakete sind mit einem Preis zwischen 0,99 € und 1,99 € bemessen. Weiterhin kann die App ohne Registrierung genutzt werden.

Das Bodyweight Training von Mark Lauren kostet den Nutzer zunächst 4,99 €, um Zugriff auf die App zu erhalten. Anfangs hat der Nutzer die Möglichkeit, zwischen Workouts bzw. Trainings und Übungen zu wählen. Die Workouts unterteilen sich in geführte Programme und schnell durchführbare Workouts, Ein 44-Tage-Training ist bspw. unter den geführten Workouts auszuwählen. Schnelle Workouts sind in die Schwierigkeitsgrade Anfänger, fortgeschrittener Anfänger, Fortgeschritten und Elite gefasst[47]. Die Übungen gliedern sich in die Muskelpartien Brust, Rücken, Beine und Bauch. Insgesamt stehen dem Nutzer 98 Übungen mit mehreren Variationen zur Verfügung. Diese App unterscheidet sich von den zuvor beschriebenen Apps dadurch, dass viele Übungen mit Hilfsmittel als Geräteersatz durchgeführt werden müssen, wie z.B. Klimmzüge an einer Tür, oder Rudervariationen an einem Tisch. Dies soll ein Training in den eigenen vier Wänden einfach und möglich machen. Zusätzliche Pakete können zu Preisen zwischen 2,99 € und 19,99 € erworben werden. Eine Registrierung durch den Nutzer ist zunächst nicht notwendig.

Im abschließenden Schritt der Konzeptionsphase, werden signifikante Kriterien ausgewählt. Um einen möglichst objektiven Nutzen ermitteln zu können, werden Kriterien untersucht, die qualitative Eigenschaften aufweisen, und deren Abstand nicht messbar ist. Die Merkmalsausprägungen lassen sich nicht in besser oder schlechter einstufen, sondern werden nach Wichtigkeit geordnet. Die gewählten Kriterien sind Social Media, Trainingsplan, Anleitungen (Video), Anleitungen (Bild, Text), Wearable Funktion, Angebote zusätzlicher Produkte und Preis. Die jeweiligen Gewichtungen sind Inhalt des nachfolgenden Abschnitts.

---

[46] Vgl. 7 Min Workout – 7-Minuten-Trainingseinheit (2016)
[47] Vgl. Bodyweight Training von Mark Lauren (2016)

3.3 Aufbereitung der Daten als Vorbereitung der Bewertung

Die im vorangegangenen Kapitel beschriebenen Kriterien werden zunächst gewichtet, um das Ergebnis im letzten Teil möglichst mehrdimensional analysieren zu können. Die hierbei verwendeten Kriterien bilden eine Ordinalskala, da die Abstände zwischen ihnen nicht definiert werden können. Dennoch können die Daten in eine Rangfolge geordnet werden[48].

Tabelle 2: Paarweiser Vergleich vorausgewählter Bewertungskriterien

	Social-Media funktion	Trainings-plan	Anleitungen (Video)	Anleitungen (Bild+Text)	Zusätzliche Angebote	Wearable Funktion	Sprach-auswahl	Preis	Summe	Gewichtungs-faktor
Social-Media-Funktion	x	0	0	0	1	1	1	0	3	0,06
Trainingsplan	2	x	1	1	2	1	2	1	10	0,19
Anleitungen (Video)	2	1	x	2	2	2	2	2	13	0,24
Anleitungen (Bild + Text)	2	1	0	x	2	1	2	1	9	0,17
Zusätzliche Angebote (z.B. Ernährung)	1	0	0	0	x	0	1	0	2	0,04
Wearable-Funktion	1	1	0	0	2	x	2	2	8	0,15
Sprachauswahl	1	0	0	0	1	0	x	2	4	0,07
Preis	2	1	0	0	2	0	0	x	5	0,09
Summe									54	1,00

Quelle: Eigene Darstellung

Tabelle 2 zeigt die Gewichtungsfaktoren einzelner Bewertungskriterien auf Basis eines paarweisen Vergleichs. Wie bereits in Kapitel 3.2 erwähnt, lassen sich die Kriterien nicht in ein besser-/schlechter-Verhältnis bringen. Demzufolge lassen sich die Kriterien wie folgt definieren. Ist Kriterium 1 wichtiger als Kriterium 2, ist das Ergebnis 2:0. Ist Kriterium 1 unwichtiger als Kriterium 2, fällt das Ergebnis 0:2 aus. Werden beide Kriterien für gleich wichtig befunden, wird das Ergebnis auf beide Kriterien gleichermaßen in Form eines 1:1 verteilt. Hervorzuheben ist, dass die Gewichtung der Kriterien aufgrund von subjektiven und persönlichen Einschätzungen durchgeführt wird. Der Trainingsplan ist bspw. ggü. Social-Media-Funktionen weitaus wichtiger. Erkennbar ist auch, dass die Anleitungen im Videoformat den wichtigsten Faktor mit 0,24 erreichen. Der Gewichtungsfaktor setzt sich aus der Summe des Kriteriums, geteilt durch die Gesamtsumme aller Kriterien, zusammen. Das Kriterium Wearable-Funktion berechnet sich exemplarisch mit der Summe 3, dividiert durch 21, was zu einem Ergebnis von 0,14 als Gewichtungsfaktor führt.

---

[48] Vgl. Hoffmeister (2007): S. 286.

Im nächsten Schritt kommt die Auswahl der Alternativen zur Anwendung. Als Handlungsalternativen dienen die bereits in Kapitel 3.2 charakterisierten Fitness-Apps. Multipliziert man diese mit den Kriterien, kommen wir auf eine Anzahl von insgesamt 32 Handlungsalternativen. Darauffolgend werden die Zielerfüllungskriterien ermittelt. Die ermittelten Daten können Tabelle 3 entnommen werden.

Tabelle 3: Ermittlung der Zielerfüllungsfaktoren

Kriterium \ Fitness-App	Freeletics Bodyweight Wourkouts & Training	Runtastic Results Bodyweight Training & Kraftsport zuhause	7 Min Workout - 7-Minuten- Trainings- einheit	Bodyweight- Training by Mark Lauren
Social-Media-Funktion	3	2	0	0
Trainingsplan	2	3	1	3
Anleitungen (Video)	3	3	3	3
Anleitungen (Bild + Text)	1	0	3	3
Zusätzliche Angebote (z.B. Ernährung)	1	3	1	3
Wearable-Funktion	2	2	2	2
Sprachauswahl	1	1	3	3
Preis	1	2	3	3

Quelle: Eigene Darstellung

Die Zielerfüllungsfaktoren unterliegen der Eingliederung sehr gut (3), gut (2), befriedigend (1) und nicht vorhanden (0). Bei dem Kriterium Social Media schneidet die App Freeletics Bodyweight Workouts & Training am besten ab, weshalb diese mit drei Punkten bemessen wird. Insbesondere die Anbindung im Social-Media-Sektor spricht für Freeletics. Dies ist bereits an der Möglichkeit zu erkennen, eine Verknüpfung des nutzereigenen Facebook-Profils als Registrierungsmethode anzuwenden. Werden die Anleitungen verglichen, ist festzustellen, dass diese von allen Apps unterstützt werden. Das führt zu einer gleichstarken Punktzahl bei allen Apps. Hinsichtlich Bild- und Textanleitungen, verzichtet Runtastic Results ganzheitlich darauf. 7 Min Workout und Bodyweight Training by Mark Lauren schneiden hier besser ab, als der Rest. Zusätzliche Angebote können sowohl bei Runtastic Results als auch bei Mark Laurens App in Anspruch genommen werden. Weiterhin ist erwähnenswert, dass die Wearable-Funktion zwar von allen Apps unterstützt und angeboten wird, aber eine direkte Verbindung zu einem Smartphone via Bluetooth erforderlich ist. Das Smartphone darf bspw. somit bis zu maximal 15 Meter vom Fitnessarmband entfernt sein, damit ein Datentracking bzw. Monitoring möglich ist. Bezugnehmend auf das Preisniveau, bildet Freeletics zum wiederholten Mal das Schlusslicht. Mit einem durchschnittlichen monatlichen Preis von ca. 8,80 €, belegt es knapp den letzten Platz. Runtastic Results steht mit einem durchschnittlichen monatlichen Preis von ca. 6,75 € auf dem vorletzten Platz. Der monatliche Durchschnittspreis errechnet sich anhand der Summe der Preise für das Abonnement, dividiert durch die Anzahl der möglichen Abonnements, in diesem Fall drei. 7 Min Workout und Mark Laurens App bieten hierbei den besseren Preis ggü. der zuvor genannten Apps. Einmalig kostet 7 Min Workout 2,99 €. Die vier buchbaren Bonus-Pakete haben einen weiteren Preis von 0,99 € bis 1,99 €. Die bessere Bewertung kommt zustande, da die Pakete nicht zwingend hinzugebucht werden müssen, sondern auch als Belohnungs-Merkmal freigeschaltet werden können. Bei Bodyweight Training by Mark Lauren sind die Preise für Zusatzpakete zwischen 2,99 € und 19,99 € etwas höher bemessen. Da hier pro Paket nur eine Einmalzahlung notwendig ist, zieht das dennoch eine positive Bewertung nach sich.

3.4 Bewertungsdurchführung und Analyse der Ergebnisse

Ziel dieses Abschnitts ist es, die vorangegangenen Zielerfüllungsfaktoren mit den jeweiligen Gewichtungsfaktoren der Bewertungskriterien zu verrechnen. Abschließend werden die Gesamtnutzwerte in eine absteigende Reihenfolge gebracht und interpretiert.

Tabelle 4: Errechnung der Gesamtnutzwerte und Rangfolgenbestimmung

	Gewichtungs-faktor	Freeletics Bodyweight Workout & Trainings		Runtastic Results Bodyweight Training & Kraftsport zuhause		7 Min Workout - 7-Minuten-Trainingseinheit		Bodyweight-Training by Mark Lauren	
		Ziel-erfüllungs-faktor	Teil-nutz-wert	Ziel-erfüllungs-faktor	Teil-nutz-wert	Ziel-erfüllungs-faktor	Teil-nutz-wert	Ziel-erfüllungs-faktor	Teil-nutz-wert
Social-Media-Funktion	0,06	3	0,18	2	0,12	0	0	0	0
Trainingsplan	0,19	2	0,38	3	0,57	1	0,19	3	0,57
Anleitungen (Video)	0,24	3	0,72	3	0,72	3	0,72	3	0,72
Anleitungen (Bild + Text)	0,17	1	0,17	0	0	3	0,51	3	0,51
Zusätzliche Angebote (z.B. Ernährung)	0,04	1	0,04	3	0,12	1	0,04	3	0,12
Wearable-Funktion	0,15	2	0,3	2	0,3	2	0,3	2	0,3
Sprachauswahl	0,07	1	0,07	1	0,07	3	0,21	3	0,21
Preis	0,09	1	0,09	2	0,18	3	0,27	3	0,27
Gesamtnutzwert		1,95		2,08		2,24		2,7	
Rangfolge		4		3		2		1	

Quelle: Eigene Darstellung

In Tabelle 4 werden die jeweiligen Teilnutzwerte der Apps mit dem Gewichtungsfaktor multipliziert. Das daraus entstehende Produkt wird in der Zeile des Gesamtnutzwertes als

Summe dargestellt. Abschließend werden die Summen miteinander verglichen und in eine absteigende Rangfolge gebracht.

Zu erkennen ist, dass die App Bodyweight Training by Mark Lauren, im Vergleich mit den anderen bewerteten Apps, den größten Nutzen, in Verbindung der vorausgewählten Kriterien, erreicht. Ferner ist der Abstand zu den Rängen 2, 3 und 4 signifikant. Die Summen der Gesamtnutzwerte der Ränge zwei bis vier, weisen keinen bemerkenswert großen Abstand auf. Gründe dafür können zum einen tatsächlich geringe funktionale Unterschiede innerhalb der App sein. Zum anderen ist es möglich, durch das Aufnehmen weiterer subtiler Kriterien, ein besseres Ergebnis zu erzielen[49].

Bodyweight Training by Mark Lauren schneidet folglich mit Abstand als beste Fitness-App im App-Store ab.

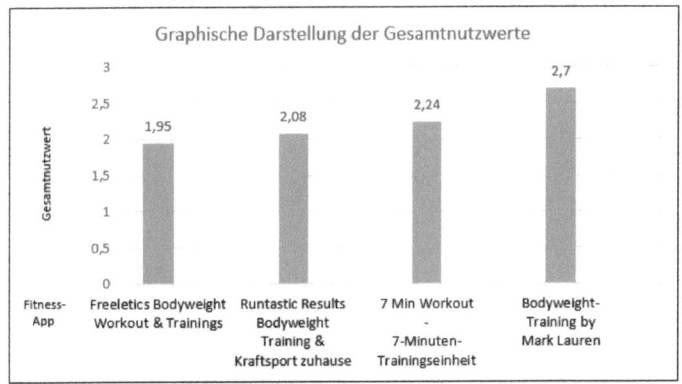

Quelle: Eigene Darstellung

Abb. 5: Graphische Darstellung der Gesamtnutzwerte

Nach Durchführung der Nutzwertanalyse, kann festgehalten werden, dass diese Methode eine Möglichkeit ist, einen ersten qualitativen Eindruck der Handlungsalternativen zu erhalten. Qualitative Kriterien müssen zunächst in Zahlen umgewandelt und anschließend ausgedrückt werden, was für einen hohen Aufwand spricht. Im Gegensatz dazu, können die Ergebnisse der Nutzwertanalyse sehr leicht beeinflusst und verfälscht werden. Die

---

[49] Vgl. Herbig (2015), S. 19.

Verfälschung wird erreicht, indem man weniger signifikante Kriterien höher gewichtet, oder wichtigeren Kriterien eine niedrigere Gewichtung zuordnet[50].

In Tabelle 1 ist ersichtlich, dass die App Bodyweight Training by Mark Lauren, verglichen mit den App-Store-Bewertungen der anderen drei Apps, am schlechtesten abschneidet. Es ist möglich, dass der einhergehende Kaufpreis von 4,99 € den Großteil potentieller Kunden abschreckt. Nach Einbindung des Kaufpreises in eine umfassendere Nutzwertanalyse, ist die Wahrscheinlichkeit hoch, dass dies Einfluss auf die Ergebnisse mit sich bringen würde. Das Ergebnis zeigt einen ersten Gesamtüberblick, jedoch sollten die Daten nicht überinterpretiert, und ggf. zusätzliche Bewertungen durchgeführt werden.

---

[50] Vgl. Wiegand (2005), S. 278.

4 Schlussbetrachtung

Einhergehend mit dem demographischen Wandel und dem technologischen Fortschritt, werden interdisziplinäre Aspekte zwischen Gesundheit und Elektronik stetig wichtiger. Schnelle Datenübertragungsraten und hohe Datenverfügbarkeit werden zunehmend als Mindestvoraussetzungen für strategische Entscheidungen im infrastrukturellen Sektor anerkannt. In dieser Arbeit wurde festgestellt, dass eHealth nicht mehr am Anfang seiner Entwicklung steht, sondern bereits einen großen Fortschritt genießen konnte. Erste Überlegungen, den Gesundheitssektor durch die Elektronik zu unterstützen, wurden in den 70er Jahren angestellt.

Gegenstand dieser Arbeit waren grundlegende Erörterungen und Merkmalbeschreibungen des elektronischen Gesundheitswesens. Im Hauptteil wurden explizit die Grundzüge von eHealth in Verbindung mit der Medizin, dem Sport und dem Heimbereich charakterisiert. Es wurde festgestellt, dass weitreichende Schnittstellen in den genannten Bereichen existieren. Ferner hat sich herausgestellt, dass die finanziellen Hürden, insbesondere im medizinischen Bereich, gegenwärtig sehr groß sind. Dadurch ist derzeit noch keine Vernetzung aller erforderlichen Systeme miteinander möglich. Dennoch entwickelt sich der eHealth-Markt aktuell sehr gut. Weitestgehend deckt der Großteil das Monitoring bzw. Tracking ab. Mitunter aus diesem Grund, entwickelt der Mensch ein höheres Gesundheitsbewusstsein. Ferner wurde festgestellt, dass AAL eine zunehmend wichtigere Rolle in allen Altersklassen spielt, insbesondere jedoch bei Menschen im höheren Lebensalter. Da die Gesundheitsversorgung sehr sensible Daten verarbeitet, sind in diesem Zusammenhang datenschutzrechtliche Aspekte nicht zu vernachlässigen. Im dritten Teil der Arbeit wurde ein praktisches Bewertungsverfahren durchgeführt. Insgesamt wurde der Nutzen vier verschiedener Apps aus dem Apple App-Store gemessen, ausgewertet und interpretiert. Bei allen in die Bewertung einbezogenen Apps, konnte festgestellt werden, dass die App mit der geringsten Anzahl von Bewertungen, den größten subjektiven Nutzen widerspiegelt. Es wird festgehalten, dass eHealth in Zukunft ein immer wichtiger werdender Faktor im Rahmen der Gesundheitsversorgung sein wird. Insbesondere in ländlichen Gegenden mit weniger gut ausgebauter Infrastruktur, werden Patienten davon profitieren können[51].

---

[51] Vgl. Bundesministerium für Gesundheit (2015)

Literaturverzeichnis

Andelfinger, V. P. (Hrsg.), Hänisch, T. (2016): eHealth: Wie Smartphones, Apps und Wearables die Gesundheitsversorgung verändern werden, Wiesbaden, 2016

Aschendorf, B. (2014): Energiemanagement durch Gebäudeautomation – Grundlagen, Technologien, Anwendungen, Wiesbaden, 2014

Beger, B., Wilks, M. in Rosenmöller, D. (Hrsg.), Whitehouse, D., Wilson, P. (2014): Managing eHealth – From Vision to Reality, London/New York, 2014

Czech, M; Steinmetz, U. (2004): Sportmanagement: Eine themenbezogene Einführung, München, 2004

Eberspächer, J., Picot, A., Braun, G. (Hrsg.) (2006): eHealth: Innovations- und Wachstumsmotor für Europa – Potenziale in einem vernetzten Gesundheitsmarkt, Wiesbaden, 2006

Eppinger, E.; Halecker, B.; Hölzle, K.; Kamprath, M. (Hrsg.) (2015): Dienstleistungpotentiale und Geschäftsmodelle in der Personalisierten Medizin – Konzepte, Analysen und Potentiale, Wiesbaden, 2015

Gaddi, A., Capello, F., Manca, M. (2014): eHealth, Care and Quality of Life, Mailand/Heidelberg/New York/Dordrecht/London, 2014

Goetz, C. in Picot/Braun (2011): Telemonitoring in Gesundheits- und Sozialsystemen: Eine eHealth-Lösung mit Zukunft, Berlin/Heidelberg, 2011

Häcker, J.; Reichwein, B.; Turad, N. (2008): Telemedizin: Markt, Strategien, Unternehmensbewertung, München, 2008

Heinle, S. (2016): Heimautomation mit KNX, DALI, 1-Wire und Co.: Das umfassende Handbuch, Bonn, 2016

Herbig, N. (2015): Nutzwertanalyse: Eine Methode zur Bewertung von Lösungsalternativen und zur Entscheidungsfindung, Norderstedt, 2015

Hoffmeister, W. (2008): Investitionsrechnung und Nutzwertanalyse: Eine entscheidungsorientierte Darstellung mit vielen Beispielen und Übungen, 2. Aufl., Berlin, 2008

Honekamp, W.; Preißler, J. (Hrsg.) (2016): Assistenz für höhere Lebensqualität im Alter, Remscheid, 2016

Jones, E. C.; Chung, C. A. (2008): RFID in Logistics: A Practical Introduction, Boca Raton, 2008

Klein, A.; Schnell, H. (Hrsg.) (2012): Controlling in der Produktion – Grundlagen, Instrumente und Kennzahlen, München, 2012

Kunze, H.; Mutze, S.; Stock, G. (Hrsg.) (2012): Jahrbuch HealthCapital Berlin Brandenburg 2011-2012, München, 2012

Maasen, O. in Horstmann, K., Penders, B., Dow, E. (2011): Governance of Health Care Innovation – Excursion into Politics, Science and Citizenship, Maastricht, 2011

Malvey, D.; Slovensky, D. J. (2014): mHealth: Transforming Healthcare, New York, 2014

Meyer, S.; Heinze, R.; Neitzel, M.; Sudau, M.; Wedemeier, C. (2015): Technische Assistenzsysteme für ältere Menschen – eine Zukunftsstrategie für die Bau- und Wohnungswirtschaft: Wohnen für ein langes Leben/AAL, Stuttgart, 2015

Rieger, M.; Hildenbrand, S.; Nesseler, T.; Letzel, S.; Nowak, D. (Hrsg.) (2016): Prävention und Gesundheitsförderung an der Schnittstelle zwischen kurativer Medizin und Arbeitsmedizin: Ein Kompendium für das Betriebliche Gesundheitsmanagement, Landsberg, 2016

Schön, S., Schneider, C., Wieden-Bischof, D., Willner, V. (2016): Das Potential verfüg-barer Daten für Forschung und Entwicklung im Kontext von Active and Assisted Living bzw. Ambient Assisted Living (AAL), Norderstedt, 2016

Usman, M.; Davidson, J. (2015): Beginners Guide to HIIT Workouts: High Intensity In-terval Training, o.O., 2015

Wasem, J.; Staudt, S.; Matusiewicz, D. (Hrsg.) (2013): Medizinmanagement: Grundla-gen und Praxis, Berlin, 2013

Weiß, C. in Marquard, G. (Hrsg.) (2016): MATI: Mensch – Architektur – Technik – In-teraktion für demografische Nachhaltigkeit, Stuttgart, 2016

Wendelstein, C. (2012): Kollisionsrechtliche Probleme der Telemedizin: Zugleich ein Beitrag zur Koordination von Vertrag und Delikt auf der Ebene des europäischen Kolli-sionsrechts, Tübingen, 2012

Wernicke, M.-E. (2015): Ein marktorientierter Ansatz zur Geschäftsmodellkonzeption des Ambient Assisted Livings, Berlin/Offenbach, 2015

Wessig, K. in Picot, A. (Hrsg.); Braun, G. (2011): Telemonitoring in Gesundheits- und Sozialsystemen: Eine eHealth-Lösung mit Zukunft, Berlin/Heidelberg, 2011

Wiegand, J. (2005): Handbuch Planungserfolg: Methoden, Zusammenarbeit und Ma-nagement als integraler Prozess, Zürich, 2005

Zangemeister, C. (2014): Nutzwertanalyse in der Systemtechnik: Eine Methodik zur multidimensionalen Bewertung und Auswahl von Projektalternativen, 5. Aufl., Winne-mark, 2014

Internetquellen:

7 Min Workout – 7-Minuten-Trainingseinheit (2016): 7 Min Fitness Challenge
URL: http://7minworkoutapp.net/#about, Abruf am 04.08.16

Bodyweight Training von Mark Lauren (2016): Bodyweight Training App – Anywhere Anytime | Best Fitness App
URL: https://www.marklauren.com/apps.html, Abruf am 04.08.16

Bundesministerium für Bildung und Gesundheit (2016): Ältere Menschen
URL: http://www.gesundheitsforschung-bmbf.de/de/aeltere-menschen.php, Abruf am 04.08.16

Bundesministerium für Gesundheit (2015): Telemedizin
URL: http://www.bmg.bund.de/glossarbegriffe/t-u/telemedizin.html, Abruf am 23.07.16

e-Health.com (2014): Die Westfälische Hochschule entwickelt ein Notrufsystem zur Sturzerkennung bei Senioren
URL: http://www.e-health-com.eu/details-news/die-westfaelische-hochschule-entwickelt-ein-notrufsystem-zur-sturzerkennung-bei-senioren/1fe90adb18d102fbc92738bdc1630293/, Abruf am 30.07.16

Gentner, D. A., & Elbel, D. (2014): Perspektive E-Health: Consumer-Lösungen als Schlüssel zum Erfolg? Deloitte Studienreihe „Intelligente Netze".
URL: http://www2.deloitte.com/content/dam/Deloitte/de/Documents/technology-media-telecommunications/TMT-Studie-Perspektive-EHealth-2014.pdf, Abruf am 09.07.16

Krüger-Brand, H.-E. in Deutsches Ärzteblatt (2012): Telemedizin: Chancen und Risiken in der Patientenversorgung
URL: http://www.aerzteblatt.de/archiv/126402, Abruf am 30.07.16

Mainova (2015): Mainova Daheim: Das neue Smart Home-System für Ihren persönlichen Wohnkomfort
URL: https://www.mainova.de/static/de-mainova/downloads/2015-039_MA_Flyer_Smart_Home_A5.pdf, Abruf am 22.07.16

research2guidance (2013): Nutzeranteile von Gesundheits- und Fitness-Apps nach Kategorie in Deutschland im Jahr 2013. Zitiert in de.statista.com
URL: http://de.statista.com/statistik/daten/studie/275081/umfrage/nutzung-von-gesundheits-und-fitness-apps/, Abruf am 27.07.16

Runtastic (2016): Was ist Runtastic?
URL: https://www.runtastic.com/de/ueber, Abruf am 26.07.16

Runtastic Results – Bodyweight Training & Kraftsport zuhause (2016): Inspiration. Instruction. Transformation.
URL: https://www.runtastic.com/de/results, Abruf am 04.08.16

World Health Organization (2013): Demographischer Wandel, Lebenserwartung und Mobilitätstrends in Europa: Faktenblatt
URL: http://www.euro.who.int/__data/assets/pdf_file/0019/185311/Demographic-change,-life-expectancy-Fact-Sheet-Ger.pdf, Abruf am 30.07.16

World Health Organization (2011): mHealth: New horizons for health through mobile technologies, Based on the findings oft he second global survey on eHealth, Global Observatory for eHealth series – Volume 3
URL: http://www.who.int/goe/publications/goe_mhealth_web.pdf, Abruf am 26.07.16

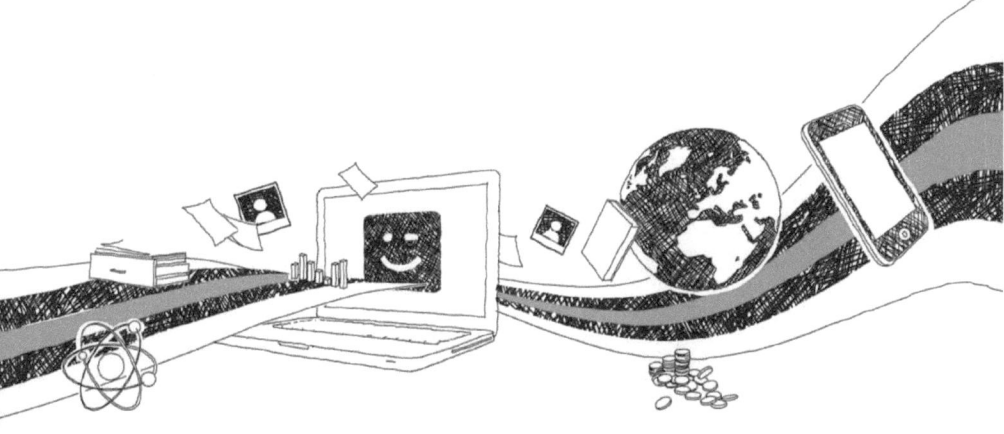
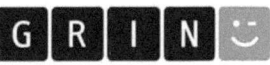